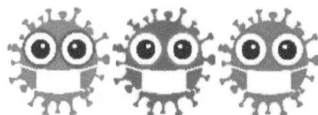
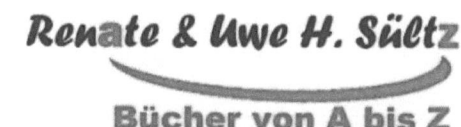

Renate & Uwe H. Sültz

Bücher von A bis Z

CORONA KONTAKT TAGEBUCH

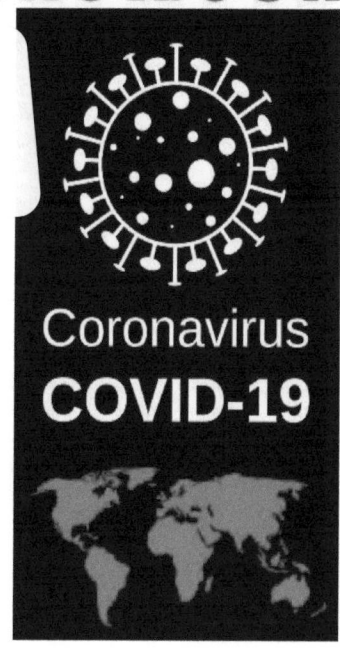

Coronavirus
COVID-19

Meine Daten:

Name:

Adresse:

Telefon/Handy/Mailadresse:

BoD - Books on Demand
Norderstedt 2020

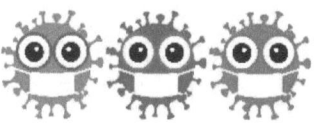

Bibliografische Information durch die Deutsche Nationalbibliothek
Die Deutsche Nationalbibliothek verzeichnet diese Publikation in der
Deutschen Nationalbibliografie; detaillierte bibliografische Daten
sind im Internet über http://dnb.dnb.de abrufbar.

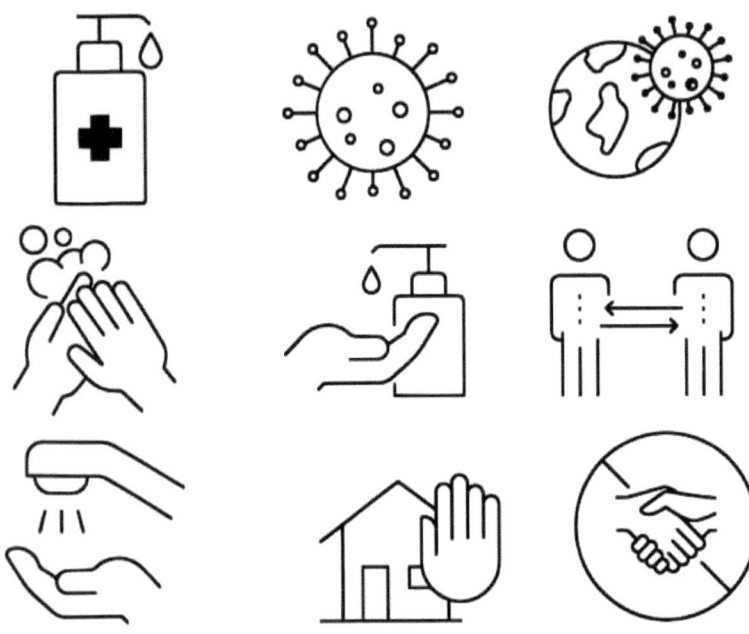

Was wir wissen

→ Es kann die Erkrankung
  Covid-19 auslösen

→ Etwa 10% der Erkrankten müssen
  in Kliniken behandelt werden

→ Bei schwerem Verlauf kann
  intensivmedizinische Betreuung
  nötig werden

Wie wir uns schützen können

→ Abstand halten
  (mind. 1,5 Meter)

→ Häufig und intensiv
  Hände waschen

→ Alltagsmaske tragen

→ Corona-Warn-App nutzen

→ Lüften

AHA +A

Die Bundesregierung stellt mehr als eine Milliarde Euro für die
Forschung nach einem Impfstoff zur Verfügung

© 2020 Renate & Uwe H. Sültz
Herstellung und Verlag:
BoD – Books on Demand, Norderstedt
ISBN 9-78375-2-64386-2

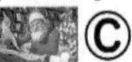 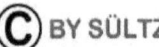

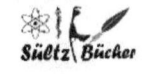
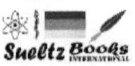

AKTIVES MITGLIED
© BY SÜLTZ
AKTIVES MITGLIED
UND FÖRDERER

Datum	Ort	von/bis	Grund des Treffens	

mit Mund/Nasenschutz ⚪   Einzelperson ⚪   Gruppe ⚪

geschlossener Raum ⚪   im Freien ⚪   enger Kontakt ⚪

KONTAKTDATEN DES VERANSTALTERS ODER/UND DER PERSON

Datum	Ort	von/bis	Grund des Treffens	

mit Mund/Nasenschutz ⚪   Einzelperson ⚪   Gruppe ⚪

geschlossener Raum ⚪   im Freien ⚪   enger Kontakt ⚪

KONTAKTDATEN DES VERANSTALTERS ODER/UND DER PERSON

Datum	Ort	von/bis	Grund des Treffens	

mit Mund/Nasenschutz ⚪   Einzelperson ⚪   Gruppe ⚪

geschlossener Raum ⚪   im Freien ⚪   enger Kontakt ⚪

KONTAKTDATEN DES VERANSTALTERS ODER/UND DER PERSON

Datum	Ort	von/bis	Grund des Treffens	

mit Mund/Nasenschutz ⚪   Einzelperson ⚪   Gruppe ⚪

geschlossener Raum ⚪   im Freien ⚪   enger Kontakt ⚪

KONTAKTDATEN DES VERANSTALTERS ODER/UND DER PERSON

Datum	Ort	von/bis	Grund des Treffens	

mit Mund/Nasenschutz ⚪   Einzelperson ⚪   Gruppe ⚪

geschlossener Raum ⚪   im Freien ⚪   enger Kontakt ⚪

KONTAKTDATEN DES VERANSTALTERS ODER/UND DER PERSON

Datum	Ort	von/bis	Grund des Treffens	

mit Mund/Nasenschutz ⚪   Einzelperson ⚪   Gruppe ⚪

geschlossener Raum ⚪   im Freien ⚪   enger Kontakt ⚪

KONTAKTDATEN DES VERANSTALTERS ODER/UND DER PERSON

Datum	Ort	von/bis	Grund des Treffens	

mit Mund/Nasenschutz ⚪   Einzelperson ⚪   Gruppe ⚪

geschlossener Raum ⚪   im Freien ⚪   enger Kontakt ⚪

KONTAKTDATEN DES VERANSTALTERS ODER/UND DER PERSON

Datum	Ort	von/bis	Grund des Treffens	

mit Mund/Nasenschutz ⚪   Einzelperson ⚪   Gruppe ⚪

geschlossener Raum ⚪   im Freien ⚪   enger Kontakt ⚪

KONTAKTDATEN DES VERANSTALTERS ODER/UND DER PERSON

Datum	Ort	von/bis	Grund des Treffens	

mit Mund/Nasenschutz ⬤ Einzelperson ⬤ Gruppe ⬤
geschlossener Raum ⬤ im Freien ⬤ enger Kontakt ⬤

KONTAKTDATEN DES VERANSTALTERS ODER/UND DER PERSON

Datum	Ort	von/bis	Grund des Treffens	

mit Mund/Nasenschutz ⬤ Einzelperson ⬤ Gruppe ⬤
geschlossener Raum ⬤ im Freien ⬤ enger Kontakt ⬤

KONTAKTDATEN DES VERANSTALTERS ODER/UND DER PERSON

Datum	Ort	von/bis	Grund des Treffens	

mit Mund/Nasenschutz ⬤ Einzelperson ⬤ Gruppe ⬤
geschlossener Raum ⬤ im Freien ⬤ enger Kontakt ⬤

KONTAKTDATEN DES VERANSTALTERS ODER/UND DER PERSON

Datum	Ort	von/bis	Grund des Treffens	

mit Mund/Nasenschutz ⬤ Einzelperson ⬤ Gruppe ⬤
geschlossener Raum ⬤ im Freien ⬤ enger Kontakt ⬤

KONTAKTDATEN DES VERANSTALTERS ODER/UND DER PERSON

Datum	Ort	von/bis	Grund des Treffens	

mit Mund/Nasenschutz ⬤   Einzelperson ⬤   Gruppe ⬤

geschlossener Raum ⬤   im Freien ⬤   enger Kontakt ⬤

KONTAKTDATEN DES VERANSTALTERS ODER/UND DER PERSON

Datum	Ort	von/bis	Grund des Treffens	

mit Mund/Nasenschutz ⬤   Einzelperson ⬤   Gruppe ⬤

geschlossener Raum ⬤   im Freien ⬤   enger Kontakt ⬤

KONTAKTDATEN DES VERANSTALTERS ODER/UND DER PERSON

Datum	Ort	von/bis	Grund des Treffens	

mit Mund/Nasenschutz ⬤   Einzelperson ⬤   Gruppe ⬤

geschlossener Raum ⬤   im Freien ⬤   enger Kontakt ⬤

KONTAKTDATEN DES VERANSTALTERS ODER/UND DER PERSON

Datum	Ort	von/bis	Grund des Treffens	

mit Mund/Nasenschutz ⬤   Einzelperson ⬤   Gruppe ⬤

geschlossener Raum ⬤   im Freien ⬤   enger Kontakt ⬤

KONTAKTDATEN DES VERANSTALTERS ODER/UND DER PERSON

Datum	Ort	von/bis	Grund des Treffens	

mit Mund/Nasenschutz ⚪   Einzelperson ⚪   Gruppe ⚪

geschlossener Raum ⚪   im Freien ⚪   enger Kontakt ⚪

KONTAKTDATEN DES VERANSTALTERS ODER/UND DER PERSON

Datum	Ort	von/bis	Grund des Treffens	

mit Mund/Nasenschutz ⚪   Einzelperson ⚪   Gruppe ⚪

geschlossener Raum ⚪   im Freien ⚪   enger Kontakt ⚪

KONTAKTDATEN DES VERANSTALTERS ODER/UND DER PERSON

Datum	Ort	von/bis	Grund des Treffens	

mit Mund/Nasenschutz ⚪   Einzelperson ⚪   Gruppe ⚪

geschlossener Raum ⚪   im Freien ⚪   enger Kontakt ⚪

KONTAKTDATEN DES VERANSTALTERS ODER/UND DER PERSON

Datum	Ort	von/bis	Grund des Treffens	

mit Mund/Nasenschutz ⚪   Einzelperson ⚪   Gruppe ⚪

geschlossener Raum ⚪   im Freien ⚪   enger Kontakt ⚪

KONTAKTDATEN DES VERANSTALTERS ODER/UND DER PERSON

Datum	Ort	von/bis	Grund des Treffens	

mit Mund/Nasenschutz ⚪   Einzelperson ⚪   Gruppe ⚪

geschlossener Raum ⚪   im Freien ⚪   enger Kontakt ⚪

KONTAKTDATEN DES VERANSTALTERS ODER/UND DER PERSON

Datum	Ort	von/bis	Grund des Treffens	

mit Mund/Nasenschutz ⚪   Einzelperson ⚪   Gruppe ⚪

geschlossener Raum ⚪   im Freien ⚪   enger Kontakt ⚪

KONTAKTDATEN DES VERANSTALTERS ODER/UND DER PERSON

Datum	Ort	von/bis	Grund des Treffens	

mit Mund/Nasenschutz ⚪   Einzelperson ⚪   Gruppe ⚪

geschlossener Raum ⚪   im Freien ⚪   enger Kontakt ⚪

KONTAKTDATEN DES VERANSTALTERS ODER/UND DER PERSON

Datum	Ort	von/bis	Grund des Treffens	

mit Mund/Nasenschutz ⚪   Einzelperson ⚪   Gruppe ⚪

geschlossener Raum ⚪   im Freien ⚪   enger Kontakt ⚪

KONTAKTDATEN DES VERANSTALTERS ODER/UND DER PERSON

Datum	Ort	von/bis	Grund des Treffens	

mit Mund/Nasenschutz ⬤   Einzelperson ⬤   Gruppe ⬤

geschlossener Raum ⬤   im Freien ⬤   enger Kontakt ⬤

KONTAKTDATEN DES VERANSTALTERS ODER/UND DER PERSON

Datum	Ort	von/bis	Grund des Treffens	

mit Mund/Nasenschutz ⬤   Einzelperson ⬤   Gruppe ⬤

geschlossener Raum ⬤   im Freien ⬤   enger Kontakt ⬤

KONTAKTDATEN DES VERANSTALTERS ODER/UND DER PERSON

Datum	Ort	von/bis	Grund des Treffens	

mit Mund/Nasenschutz ⬤   Einzelperson ⬤   Gruppe ⬤

geschlossener Raum ⬤   im Freien ⬤   enger Kontakt ⬤

KONTAKTDATEN DES VERANSTALTERS ODER/UND DER PERSON

Datum	Ort	von/bis	Grund des Treffens	

mit Mund/Nasenschutz ⬤   Einzelperson ⬤   Gruppe ⬤

geschlossener Raum ⬤   im Freien ⬤   enger Kontakt ⬤

KONTAKTDATEN DES VERANSTALTERS ODER/UND DER PERSON

Datum	Ort	von/bis	Grund des Treffens	

mit Mund/Nasenschutz ◯ Einzelperson ◯ Gruppe ◯
geschlossener Raum ◯ im Freien ◯ enger Kontakt ◯

KONTAKTDATEN DES VERANSTALTERS ODER/UND DER PERSON

Datum	Ort	von/bis	Grund des Treffens	

mit Mund/Nasenschutz ◯ Einzelperson ◯ Gruppe ◯
geschlossener Raum ◯ im Freien ◯ enger Kontakt ◯

KONTAKTDATEN DES VERANSTALTERS ODER/UND DER PERSON

Datum	Ort	von/bis	Grund des Treffens	

mit Mund/Nasenschutz ◯ Einzelperson ◯ Gruppe ◯
geschlossener Raum ◯ im Freien ◯ enger Kontakt ◯

KONTAKTDATEN DES VERANSTALTERS ODER/UND DER PERSON

Datum	Ort	von/bis	Grund des Treffens	

mit Mund/Nasenschutz ◯ Einzelperson ◯ Gruppe ◯
geschlossener Raum ◯ im Freien ◯ enger Kontakt ◯

KONTAKTDATEN DES VERANSTALTERS ODER/UND DER PERSON

Datum	Ort	von/bis	Grund des Treffens	

mit Mund/Nasenschutz ⚪   Einzelperson ⚪   Gruppe ⚪

geschlossener Raum ⚪   im Freien ⚪   enger Kontakt ⚪

KONTAKTDATEN DES VERANSTALTERS ODER/UND DER PERSON

Datum	Ort	von/bis	Grund des Treffens	

mit Mund/Nasenschutz ⚪   Einzelperson ⚪   Gruppe ⚪

geschlossener Raum ⚪   im Freien ⚪   enger Kontakt ⚪

KONTAKTDATEN DES VERANSTALTERS ODER/UND DER PERSON

Datum	Ort	von/bis	Grund des Treffens	

mit Mund/Nasenschutz ⚪   Einzelperson ⚪   Gruppe ⚪

geschlossener Raum ⚪   im Freien ⚪   enger Kontakt ⚪

KONTAKTDATEN DES VERANSTALTERS ODER/UND DER PERSON

Datum	Ort	von/bis	Grund des Treffens	

mit Mund/Nasenschutz ⚪   Einzelperson ⚪   Gruppe ⚪

geschlossener Raum ⚪   im Freien ⚪   enger Kontakt ⚪

KONTAKTDATEN DES VERANSTALTERS ODER/UND DER PERSON

Datum	Ort	von/bis	Grund des Treffens	

mit Mund/Nasenschutz ⚪   Einzelperson ⚪   Gruppe ⚪

geschlossener Raum ⚪   im Freien ⚪   enger Kontakt ⚪

KONTAKTDATEN DES VERANSTALTERS ODER/UND DER PERSON

Datum	Ort	von/bis	Grund des Treffens	

mit Mund/Nasenschutz ⚪   Einzelperson ⚪   Gruppe ⚪

geschlossener Raum ⚪   im Freien ⚪   enger Kontakt ⚪

KONTAKTDATEN DES VERANSTALTERS ODER/UND DER PERSON

Datum	Ort	von/bis	Grund des Treffens	

mit Mund/Nasenschutz ⚪   Einzelperson ⚪   Gruppe ⚪

geschlossener Raum ⚪   im Freien ⚪   enger Kontakt ⚪

KONTAKTDATEN DES VERANSTALTERS ODER/UND DER PERSON

Datum	Ort	von/bis	Grund des Treffens	

mit Mund/Nasenschutz ⚪   Einzelperson ⚪   Gruppe ⚪

geschlossener Raum ⚪   im Freien ⚪   enger Kontakt ⚪

KONTAKTDATEN DES VERANSTALTERS ODER/UND DER PERSON

Datum	Ort	von/bis	Grund des Treffens	

mit Mund/Nasenschutz ⬤ Einzelperson ⬤ Gruppe ⬤

geschlossener Raum ⬤ im Freien ⬤ enger Kontakt ⬤

KONTAKTDATEN DES VERANSTALTERS ODER/UND DER PERSON

Datum	Ort	von/bis	Grund des Treffens	

mit Mund/Nasenschutz ⬤ Einzelperson ⬤ Gruppe ⬤

geschlossener Raum ⬤ im Freien ⬤ enger Kontakt ⬤

KONTAKTDATEN DES VERANSTALTERS ODER/UND DER PERSON

Datum	Ort	von/bis	Grund des Treffens	

mit Mund/Nasenschutz ⬤ Einzelperson ⬤ Gruppe ⬤

geschlossener Raum ⬤ im Freien ⬤ enger Kontakt ⬤

KONTAKTDATEN DES VERANSTALTERS ODER/UND DER PERSON

Datum	Ort	von/bis	Grund des Treffens	

mit Mund/Nasenschutz ⬤ Einzelperson ⬤ Gruppe ⬤

geschlossener Raum ⬤ im Freien ⬤ enger Kontakt ⬤

KONTAKTDATEN DES VERANSTALTERS ODER/UND DER PERSON

Datum	Ort	von/bis	Grund des Treffens	

mit Mund/Nasenschutz ⬤   Einzelperson ⬤   Gruppe ⬤

geschlossener Raum ⬤   im Freien ⬤   enger Kontakt ⬤

KONTAKTDATEN DES VERANSTALTERS ODER/UND DER PERSON

Datum	Ort	von/bis	Grund des Treffens	

mit Mund/Nasenschutz ⬤   Einzelperson ⬤   Gruppe ⬤

geschlossener Raum ⬤   im Freien ⬤   enger Kontakt ⬤

KONTAKTDATEN DES VERANSTALTERS ODER/UND DER PERSON

Datum	Ort	von/bis	Grund des Treffens	

mit Mund/Nasenschutz ⬤   Einzelperson ⬤   Gruppe ⬤

geschlossener Raum ⬤   im Freien ⬤   enger Kontakt ⬤

KONTAKTDATEN DES VERANSTALTERS ODER/UND DER PERSON

Datum	Ort	von/bis	Grund des Treffens	

mit Mund/Nasenschutz ⬤   Einzelperson ⬤   Gruppe ⬤

geschlossener Raum ⬤   im Freien ⬤   enger Kontakt ⬤

KONTAKTDATEN DES VERANSTALTERS ODER/UND DER PERSON

Datum	Ort	von/bis	Grund des Treffens	

mit Mund/Nasenschutz ⚪ Einzelperson ⚪ Gruppe ⚪

geschlossener Raum ⚪ im Freien ⚪ enger Kontakt ⚪

KONTAKTDATEN DES VERANSTALTERS ODER/UND DER PERSON

Datum	Ort	von/bis	Grund des Treffens	

mit Mund/Nasenschutz ⚪ Einzelperson ⚪ Gruppe ⚪

geschlossener Raum ⚪ im Freien ⚪ enger Kontakt ⚪

KONTAKTDATEN DES VERANSTALTERS ODER/UND DER PERSON

Datum	Ort	von/bis	Grund des Treffens	

mit Mund/Nasenschutz ⚪ Einzelperson ⚪ Gruppe ⚪

geschlossener Raum ⚪ im Freien ⚪ enger Kontakt ⚪

KONTAKTDATEN DES VERANSTALTERS ODER/UND DER PERSON

Datum	Ort	von/bis	Grund des Treffens	

mit Mund/Nasenschutz ⚪ Einzelperson ⚪ Gruppe ⚪

geschlossener Raum ⚪ im Freien ⚪ enger Kontakt ⚪

KONTAKTDATEN DES VERANSTALTERS ODER/UND DER PERSON

Datum	Ort	von/bis	Grund des Treffens	

mit Mund/Nasenschutz ⬤   Einzelperson ⬤   Gruppe ⬤

geschlossener Raum ⬤   im Freien ⬤   enger Kontakt ⬤

KONTAKTDATEN DES VERANSTALTERS ODER/UND DER PERSON

Datum	Ort	von/bis	Grund des Treffens	

mit Mund/Nasenschutz ⬤   Einzelperson ⬤   Gruppe ⬤

geschlossener Raum ⬤   im Freien ⬤   enger Kontakt ⬤

KONTAKTDATEN DES VERANSTALTERS ODER/UND DER PERSON

Datum	Ort	von/bis	Grund des Treffens	

mit Mund/Nasenschutz ⬤   Einzelperson ⬤   Gruppe ⬤

geschlossener Raum ⬤   im Freien ⬤   enger Kontakt ⬤

KONTAKTDATEN DES VERANSTALTERS ODER/UND DER PERSON

Datum	Ort	von/bis	Grund des Treffens	

mit Mund/Nasenschutz ⬤   Einzelperson ⬤   Gruppe ⬤

geschlossener Raum ⬤   im Freien ⬤   enger Kontakt ⬤

KONTAKTDATEN DES VERANSTALTERS ODER/UND DER PERSON

Datum	Ort	von/bis	Grund des Treffens	

mit Mund/Nasenschutz ⬤   Einzelperson ⬤   Gruppe ⬤

geschlossener Raum ⬤   im Freien ⬤   enger Kontakt ⬤

KONTAKTDATEN DES VERANSTALTERS ODER/UND DER PERSON

Datum	Ort	von/bis	Grund des Treffens	

mit Mund/Nasenschutz ⬤   Einzelperson ⬤   Gruppe ⬤

geschlossener Raum ⬤   im Freien ⬤   enger Kontakt ⬤

KONTAKTDATEN DES VERANSTALTERS ODER/UND DER PERSON

Datum	Ort	von/bis	Grund des Treffens	

mit Mund/Nasenschutz ⬤   Einzelperson ⬤   Gruppe ⬤

geschlossener Raum ⬤   im Freien ⬤   enger Kontakt ⬤

KONTAKTDATEN DES VERANSTALTERS ODER/UND DER PERSON

Datum	Ort	von/bis	Grund des Treffens	

mit Mund/Nasenschutz ⬤   Einzelperson ⬤   Gruppe ⬤

geschlossener Raum ⬤   im Freien ⬤   enger Kontakt ⬤

KONTAKTDATEN DES VERANSTALTERS ODER/UND DER PERSON

Datum	Ort	von/bis	Grund des Treffens	

mit Mund/Nasenschutz ⚪   Einzelperson ⚪   Gruppe ⚪

geschlossener Raum ⚪   im Freien ⚪   enger Kontakt ⚪

KONTAKTDATEN DES VERANSTALTERS ODER/UND DER PERSON

Datum	Ort	von/bis	Grund des Treffens	

mit Mund/Nasenschutz ⚪   Einzelperson ⚪   Gruppe ⚪

geschlossener Raum ⚪   im Freien ⚪   enger Kontakt ⚪

KONTAKTDATEN DES VERANSTALTERS ODER/UND DER PERSON

Datum	Ort	von/bis	Grund des Treffens	

mit Mund/Nasenschutz ⚪   Einzelperson ⚪   Gruppe ⚪

geschlossener Raum ⚪   im Freien ⚪   enger Kontakt ⚪

KONTAKTDATEN DES VERANSTALTERS ODER/UND DER PERSON

Datum	Ort	von/bis	Grund des Treffens	

mit Mund/Nasenschutz ⚪   Einzelperson ⚪   Gruppe ⚪

geschlossener Raum ⚪   im Freien ⚪   enger Kontakt ⚪

KONTAKTDATEN DES VERANSTALTERS ODER/UND DER PERSON

Datum	Ort	von/bis	Grund des Treffens	

mit Mund/Nasenschutz ⚪   Einzelperson ⚪   Gruppe ⚪
geschlossener Raum ⚪   im Freien ⚪   enger Kontakt ⚪

KONTAKTDATEN DES VERANSTALTERS ODER/UND DER PERSON

Datum	Ort	von/bis	Grund des Treffens	

mit Mund/Nasenschutz ⚪   Einzelperson ⚪   Gruppe ⚪
geschlossener Raum ⚪   im Freien ⚪   enger Kontakt ⚪

KONTAKTDATEN DES VERANSTALTERS ODER/UND DER PERSON

Datum	Ort	von/bis	Grund des Treffens	

mit Mund/Nasenschutz ⚪   Einzelperson ⚪   Gruppe ⚪
geschlossener Raum ⚪   im Freien ⚪   enger Kontakt ⚪

KONTAKTDATEN DES VERANSTALTERS ODER/UND DER PERSON

Datum	Ort	von/bis	Grund des Treffens	

mit Mund/Nasenschutz ⚪   Einzelperson ⚪   Gruppe ⚪
geschlossener Raum ⚪   im Freien ⚪   enger Kontakt ⚪

KONTAKTDATEN DES VERANSTALTERS ODER/UND DER PERSON

Datum	Ort	von/bis	Grund des Treffens

mit Mund/Nasenschutz ⬤   Einzelperson ⬤   Gruppe ⬤

geschlossener Raum ⬤   im Freien ⬤   enger Kontakt ⬤

KONTAKTDATEN DES VERANSTALTERS ODER/UND DER PERSON

Datum	Ort	von/bis	Grund des Treffens

mit Mund/Nasenschutz ⬤   Einzelperson ⬤   Gruppe ⬤

geschlossener Raum ⬤   im Freien ⬤   enger Kontakt ⬤

KONTAKTDATEN DES VERANSTALTERS ODER/UND DER PERSON

Datum	Ort	von/bis	Grund des Treffens

mit Mund/Nasenschutz ⬤   Einzelperson ⬤   Gruppe ⬤

geschlossener Raum ⬤   im Freien ⬤   enger Kontakt ⬤

KONTAKTDATEN DES VERANSTALTERS ODER/UND DER PERSON

Datum	Ort	von/bis	Grund des Treffens

mit Mund/Nasenschutz ⬤   Einzelperson ⬤   Gruppe ⬤

geschlossener Raum ⬤   im Freien ⬤   enger Kontakt ⬤

KONTAKTDATEN DES VERANSTALTERS ODER/UND DER PERSON

Datum	Ort	von/bis	Grund des Treffens	

mit Mund/Nasenschutz ⚪   Einzelperson ⚪   Gruppe ⚪

geschlossener Raum ⚪   im Freien ⚪   enger Kontakt ⚪

KONTAKTDATEN DES VERANSTALTERS ODER/UND DER PERSON

Datum	Ort	von/bis	Grund des Treffens	

mit Mund/Nasenschutz ⚪   Einzelperson ⚪   Gruppe ⚪

geschlossener Raum ⚪   im Freien ⚪   enger Kontakt ⚪

KONTAKTDATEN DES VERANSTALTERS ODER/UND DER PERSON

Datum	Ort	von/bis	Grund des Treffens	

mit Mund/Nasenschutz ⚪   Einzelperson ⚪   Gruppe ⚪

geschlossener Raum ⚪   im Freien ⚪   enger Kontakt ⚪

KONTAKTDATEN DES VERANSTALTERS ODER/UND DER PERSON

Datum	Ort	von/bis	Grund des Treffens	

mit Mund/Nasenschutz ⚪   Einzelperson ⚪   Gruppe ⚪

geschlossener Raum ⚪   im Freien ⚪   enger Kontakt ⚪

KONTAKTDATEN DES VERANSTALTERS ODER/UND DER PERSON

Datum	Ort	von/bis	Grund des Treffens	

mit Mund/Nasenschutz ⬤   Einzelperson ⬤   Gruppe ⬤

geschlossener Raum ⬤   im Freien ⬤   enger Kontakt ⬤

KONTAKTDATEN DES VERANSTALTERS ODER/UND DER PERSON

Datum	Ort	von/bis	Grund des Treffens	

mit Mund/Nasenschutz ⬤   Einzelperson ⬤   Gruppe ⬤

geschlossener Raum ⬤   im Freien ⬤   enger Kontakt ⬤

KONTAKTDATEN DES VERANSTALTERS ODER/UND DER PERSON

Datum	Ort	von/bis	Grund des Treffens	

mit Mund/Nasenschutz ⬤   Einzelperson ⬤   Gruppe ⬤

geschlossener Raum ⬤   im Freien ⬤   enger Kontakt ⬤

KONTAKTDATEN DES VERANSTALTERS ODER/UND DER PERSON

Datum	Ort	von/bis	Grund des Treffens	

mit Mund/Nasenschutz ⬤   Einzelperson ⬤   Gruppe ⬤

geschlossener Raum ⬤   im Freien ⬤   enger Kontakt ⬤

KONTAKTDATEN DES VERANSTALTERS ODER/UND DER PERSON

Datum	Ort	von/bis	Grund des Treffens	

mit Mund/Nasenschutz ⬤   Einzelperson ⬤   Gruppe ⬤

geschlossener Raum ⬤   im Freien ⬤   enger Kontakt ⬤

KONTAKTDATEN DES VERANSTALTERS ODER/UND DER PERSON

Datum	Ort	von/bis	Grund des Treffens	

mit Mund/Nasenschutz ⬤   Einzelperson ⬤   Gruppe ⬤

geschlossener Raum ⬤   im Freien ⬤   enger Kontakt ⬤

KONTAKTDATEN DES VERANSTALTERS ODER/UND DER PERSON

Datum	Ort	von/bis	Grund des Treffens	

mit Mund/Nasenschutz ⬤   Einzelperson ⬤   Gruppe ⬤

geschlossener Raum ⬤   im Freien ⬤   enger Kontakt ⬤

KONTAKTDATEN DES VERANSTALTERS ODER/UND DER PERSON

Datum	Ort	von/bis	Grund des Treffens	

mit Mund/Nasenschutz ⬤   Einzelperson ⬤   Gruppe ⬤

geschlossener Raum ⬤   im Freien ⬤   enger Kontakt ⬤

KONTAKTDATEN DES VERANSTALTERS ODER/UND DER PERSON

Datum	Ort	von/bis	Grund des Treffens	

mit Mund/Nasenschutz ⚪   Einzelperson ⚪   Gruppe ⚪

geschlossener Raum ⚪   im Freien ⚪   enger Kontakt ⚪

KONTAKTDATEN DES VERANSTALTERS ODER/UND DER PERSON

Datum	Ort	von/bis	Grund des Treffens	

mit Mund/Nasenschutz ⚪   Einzelperson ⚪   Gruppe ⚪

geschlossener Raum ⚪   im Freien ⚪   enger Kontakt ⚪

KONTAKTDATEN DES VERANSTALTERS ODER/UND DER PERSON

Datum	Ort	von/bis	Grund des Treffens	

mit Mund/Nasenschutz ⚪   Einzelperson ⚪   Gruppe ⚪

geschlossener Raum ⚪   im Freien ⚪   enger Kontakt ⚪

KONTAKTDATEN DES VERANSTALTERS ODER/UND DER PERSON

Datum	Ort	von/bis	Grund des Treffens	

mit Mund/Nasenschutz ⚪   Einzelperson ⚪   Gruppe ⚪

geschlossener Raum ⚪   im Freien ⚪   enger Kontakt ⚪

KONTAKTDATEN DES VERANSTALTERS ODER/UND DER PERSON

Datum	Ort	von/bis	Grund des Treffens	

mit Mund/Nasenschutz ⬤   Einzelperson ⬤   Gruppe ⬤

geschlossener Raum ⬤   im Freien ⬤   enger Kontakt ⬤

KONTAKTDATEN DES VERANSTALTERS ODER/UND DER PERSON

Datum	Ort	von/bis	Grund des Treffens	

mit Mund/Nasenschutz ⬤   Einzelperson ⬤   Gruppe ⬤

geschlossener Raum ⬤   im Freien ⬤   enger Kontakt ⬤

KONTAKTDATEN DES VERANSTALTERS ODER/UND DER PERSON

Datum	Ort	von/bis	Grund des Treffens	

mit Mund/Nasenschutz ⬤   Einzelperson ⬤   Gruppe ⬤

geschlossener Raum ⬤   im Freien ⬤   enger Kontakt ⬤

KONTAKTDATEN DES VERANSTALTERS ODER/UND DER PERSON

Datum	Ort	von/bis	Grund des Treffens	

mit Mund/Nasenschutz ⬤   Einzelperson ⬤   Gruppe ⬤

geschlossener Raum ⬤   im Freien ⬤   enger Kontakt ⬤

KONTAKTDATEN DES VERANSTALTERS ODER/UND DER PERSON

Datum	Ort	von/bis	Grund des Treffens	

mit Mund/Nasenschutz ⚪ Einzelperson ⚪ Gruppe ⚪

geschlossener Raum ⚪ im Freien ⚪ enger Kontakt ⚪

KONTAKTDATEN DES VERANSTALTERS ODER/UND DER PERSON

Datum	Ort	von/bis	Grund des Treffens	

mit Mund/Nasenschutz ⚪ Einzelperson ⚪ Gruppe ⚪

geschlossener Raum ⚪ im Freien ⚪ enger Kontakt ⚪

KONTAKTDATEN DES VERANSTALTERS ODER/UND DER PERSON

Datum	Ort	von/bis	Grund des Treffens	

mit Mund/Nasenschutz ⚪ Einzelperson ⚪ Gruppe ⚪

geschlossener Raum ⚪ im Freien ⚪ enger Kontakt ⚪

KONTAKTDATEN DES VERANSTALTERS ODER/UND DER PERSON

Datum	Ort	von/bis	Grund des Treffens	

mit Mund/Nasenschutz ⚪ Einzelperson ⚪ Gruppe ⚪

geschlossener Raum ⚪ im Freien ⚪ enger Kontakt ⚪

KONTAKTDATEN DES VERANSTALTERS ODER/UND DER PERSON

Datum	Ort	von/bis	Grund des Treffens

mit Mund/Nasenschutz ⚪   Einzelperson ⚪   Gruppe ⚪

geschlossener Raum ⚪   im Freien ⚪   enger Kontakt ⚪

KONTAKTDATEN DES VERANSTALTERS ODER/UND DER PERSON

Datum	Ort	von/bis	Grund des Treffens

mit Mund/Nasenschutz ⚪   Einzelperson ⚪   Gruppe ⚪

geschlossener Raum ⚪   im Freien ⚪   enger Kontakt ⚪

KONTAKTDATEN DES VERANSTALTERS ODER/UND DER PERSON

Datum	Ort	von/bis	Grund des Treffens

mit Mund/Nasenschutz ⚪   Einzelperson ⚪   Gruppe ⚪

geschlossener Raum ⚪   im Freien ⚪   enger Kontakt ⚪

KONTAKTDATEN DES VERANSTALTERS ODER/UND DER PERSON

Datum	Ort	von/bis	Grund des Treffens

mit Mund/Nasenschutz ⚪   Einzelperson ⚪   Gruppe ⚪

geschlossener Raum ⚪   im Freien ⚪   enger Kontakt ⚪

KONTAKTDATEN DES VERANSTALTERS ODER/UND DER PERSON

Datum	Ort	von/bis	Grund des Treffens	

mit Mund/Nasenschutz ⚪   Einzelperson ⚪   Gruppe ⚪
geschlossener Raum ⚪   im Freien ⚪   enger Kontakt ⚪

KONTAKTDATEN DES VERANSTALTERS ODER/UND DER PERSON

Datum	Ort	von/bis	Grund des Treffens	

mit Mund/Nasenschutz ⚪   Einzelperson ⚪   Gruppe ⚪
geschlossener Raum ⚪   im Freien ⚪   enger Kontakt ⚪

KONTAKTDATEN DES VERANSTALTERS ODER/UND DER PERSON

Datum	Ort	von/bis	Grund des Treffens	

mit Mund/Nasenschutz ⚪   Einzelperson ⚪   Gruppe ⚪
geschlossener Raum ⚪   im Freien ⚪   enger Kontakt ⚪

KONTAKTDATEN DES VERANSTALTERS ODER/UND DER PERSON

Datum	Ort	von/bis	Grund des Treffens	

mit Mund/Nasenschutz ⚪   Einzelperson ⚪   Gruppe ⚪
geschlossener Raum ⚪   im Freien ⚪   enger Kontakt ⚪

KONTAKTDATEN DES VERANSTALTERS ODER/UND DER PERSON

Datum	Ort	von/bis	Grund des Treffens	

mit Mund/Nasenschutz ⚪ Einzelperson ⚪ Gruppe ⚪
geschlossener Raum ⚪ im Freien ⚪ enger Kontakt ⚪

KONTAKTDATEN DES VERANSTALTERS ODER/UND DER PERSON

Datum	Ort	von/bis	Grund des Treffens	

mit Mund/Nasenschutz ⚪ Einzelperson ⚪ Gruppe ⚪
geschlossener Raum ⚪ im Freien ⚪ enger Kontakt ⚪

KONTAKTDATEN DES VERANSTALTERS ODER/UND DER PERSON

Datum	Ort	von/bis	Grund des Treffens	

mit Mund/Nasenschutz ⚪ Einzelperson ⚪ Gruppe ⚪
geschlossener Raum ⚪ im Freien ⚪ enger Kontakt ⚪

KONTAKTDATEN DES VERANSTALTERS ODER/UND DER PERSON

Datum	Ort	von/bis	Grund des Treffens	

mit Mund/Nasenschutz ⚪ Einzelperson ⚪ Gruppe ⚪
geschlossener Raum ⚪ im Freien ⚪ enger Kontakt ⚪

KONTAKTDATEN DES VERANSTALTERS ODER/UND DER PERSON

Datum	Ort	von/bis	Grund des Treffens	

mit Mund/Nasenschutz ●   Einzelperson ●   Gruppe ●

geschlossener Raum ●   im Freien ●   enger Kontakt ●

KONTAKTDATEN DES VERANSTALTERS ODER/UND DER PERSON

Datum	Ort	von/bis	Grund des Treffens	

mit Mund/Nasenschutz ●   Einzelperson ●   Gruppe ●

geschlossener Raum ●   im Freien ●   enger Kontakt ●

KONTAKTDATEN DES VERANSTALTERS ODER/UND DER PERSON

Datum	Ort	von/bis	Grund des Treffens	

mit Mund/Nasenschutz ●   Einzelperson ●   Gruppe ●

geschlossener Raum ●   im Freien ●   enger Kontakt ●

KONTAKTDATEN DES VERANSTALTERS ODER/UND DER PERSON

Datum	Ort	von/bis	Grund des Treffens	

mit Mund/Nasenschutz ●   Einzelperson ●   Gruppe ●

geschlossener Raum ●   im Freien ●   enger Kontakt ●

KONTAKTDATEN DES VERANSTALTERS ODER/UND DER PERSON

Datum	Ort	von/bis	Grund des Treffens	

mit Mund/Nasenschutz ⚪   Einzelperson ⚪   Gruppe ⚪

geschlossener Raum ⚪   im Freien ⚪   enger Kontakt ⚪

KONTAKTDATEN DES VERANSTALTERS ODER/UND DER PERSON

Datum	Ort	von/bis	Grund des Treffens	

mit Mund/Nasenschutz ⚪   Einzelperson ⚪   Gruppe ⚪

geschlossener Raum ⚪   im Freien ⚪   enger Kontakt ⚪

KONTAKTDATEN DES VERANSTALTERS ODER/UND DER PERSON

Datum	Ort	von/bis	Grund des Treffens	

mit Mund/Nasenschutz ⚪   Einzelperson ⚪   Gruppe ⚪

geschlossener Raum ⚪   im Freien ⚪   enger Kontakt ⚪

KONTAKTDATEN DES VERANSTALTERS ODER/UND DER PERSON

Datum	Ort	von/bis	Grund des Treffens	

mit Mund/Nasenschutz ⚪   Einzelperson ⚪   Gruppe ⚪

geschlossener Raum ⚪   im Freien ⚪   enger Kontakt ⚪

KONTAKTDATEN DES VERANSTALTERS ODER/UND DER PERSON

Datum	Ort	von/bis	Grund des Treffens	

mit Mund/Nasenschutz ○ Einzelperson ○ Gruppe ○
geschlossener Raum ○ im Freien ○ enger Kontakt ○

KONTAKTDATEN DES VERANSTALTERS ODER/UND DER PERSON

Datum	Ort	von/bis	Grund des Treffens	

mit Mund/Nasenschutz ○ Einzelperson ○ Gruppe ○
geschlossener Raum ○ im Freien ○ enger Kontakt ○

KONTAKTDATEN DES VERANSTALTERS ODER/UND DER PERSON

Datum	Ort	von/bis	Grund des Treffens	

mit Mund/Nasenschutz ○ Einzelperson ○ Gruppe ○
geschlossener Raum ○ im Freien ○ enger Kontakt ○

KONTAKTDATEN DES VERANSTALTERS ODER/UND DER PERSON

Datum	Ort	von/bis	Grund des Treffens	

mit Mund/Nasenschutz ○ Einzelperson ○ Gruppe ○
geschlossener Raum ○ im Freien ○ enger Kontakt ○

KONTAKTDATEN DES VERANSTALTERS ODER/UND DER PERSON

Datum	Ort	von/bis	Grund des Treffens	

mit Mund/Nasenschutz ⬤ Einzelperson ⬤ Gruppe ⬤
geschlossener Raum ⬤ im Freien ⬤ enger Kontakt ⬤

KONTAKTDATEN DES VERANSTALTERS ODER/UND DER PERSON

Datum	Ort	von/bis	Grund des Treffens	

mit Mund/Nasenschutz ⬤ Einzelperson ⬤ Gruppe ⬤
geschlossener Raum ⬤ im Freien ⬤ enger Kontakt ⬤

KONTAKTDATEN DES VERANSTALTERS ODER/UND DER PERSON

Datum	Ort	von/bis	Grund des Treffens	

mit Mund/Nasenschutz ⬤ Einzelperson ⬤ Gruppe ⬤
geschlossener Raum ⬤ im Freien ⬤ enger Kontakt ⬤

KONTAKTDATEN DES VERANSTALTERS ODER/UND DER PERSON

Datum	Ort	von/bis	Grund des Treffens	

mit Mund/Nasenschutz ⬤ Einzelperson ⬤ Gruppe ⬤
geschlossener Raum ⬤ im Freien ⬤ enger Kontakt ⬤

KONTAKTDATEN DES VERANSTALTERS ODER/UND DER PERSON

Datum	Ort	von/bis	Grund des Treffens	

mit Mund/Nasenschutz ⬤ Einzelperson ⬤ Gruppe ⬤

geschlossener Raum ⬤ im Freien ⬤ enger Kontakt ⬤

KONTAKTDATEN DES VERANSTALTERS ODER/UND DER PERSON

Datum	Ort	von/bis	Grund des Treffens	

mit Mund/Nasenschutz ⬤ Einzelperson ⬤ Gruppe ⬤

geschlossener Raum ⬤ im Freien ⬤ enger Kontakt ⬤

KONTAKTDATEN DES VERANSTALTERS ODER/UND DER PERSON

Datum	Ort	von/bis	Grund des Treffens	

mit Mund/Nasenschutz ⬤ Einzelperson ⬤ Gruppe ⬤

geschlossener Raum ⬤ im Freien ⬤ enger Kontakt ⬤

KONTAKTDATEN DES VERANSTALTERS ODER/UND DER PERSON

Datum	Ort	von/bis	Grund des Treffens	

mit Mund/Nasenschutz ⬤ Einzelperson ⬤ Gruppe ⬤

geschlossener Raum ⬤ im Freien ⬤ enger Kontakt ⬤

KONTAKTDATEN DES VERANSTALTERS ODER/UND DER PERSON

Datum	Ort	von/bis	Grund des Treffens	

mit Mund/Nasenschutz ⬤   Einzelperson ⬤   Gruppe ⬤

geschlossener Raum ⬤   im Freien ⬤   enger Kontakt ⬤

KONTAKTDATEN DES VERANSTALTERS ODER/UND DER PERSON

Datum	Ort	von/bis	Grund des Treffens	

mit Mund/Nasenschutz ⬤   Einzelperson ⬤   Gruppe ⬤

geschlossener Raum ⬤   im Freien ⬤   enger Kontakt ⬤

KONTAKTDATEN DES VERANSTALTERS ODER/UND DER PERSON

Datum	Ort	von/bis	Grund des Treffens	

mit Mund/Nasenschutz ⬤   Einzelperson ⬤   Gruppe ⬤

geschlossener Raum ⬤   im Freien ⬤   enger Kontakt ⬤

KONTAKTDATEN DES VERANSTALTERS ODER/UND DER PERSON

Datum	Ort	von/bis	Grund des Treffens	

mit Mund/Nasenschutz ⬤   Einzelperson ⬤   Gruppe ⬤

geschlossener Raum ⬤   im Freien ⬤   enger Kontakt ⬤

KONTAKTDATEN DES VERANSTALTERS ODER/UND DER PERSON

Datum	Ort	von/bis	Grund des Treffens	

mit Mund/Nasenschutz ●   Einzelperson ●   Gruppe ●

geschlossener Raum ●   im Freien ●   enger Kontakt ●

KONTAKTDATEN DES VERANSTALTERS ODER/UND DER PERSON

Datum	Ort	von/bis	Grund des Treffens	

mit Mund/Nasenschutz ●   Einzelperson ●   Gruppe ●

geschlossener Raum ●   im Freien ●   enger Kontakt ●

KONTAKTDATEN DES VERANSTALTERS ODER/UND DER PERSON

Datum	Ort	von/bis	Grund des Treffens	

mit Mund/Nasenschutz ●   Einzelperson ●   Gruppe ●

geschlossener Raum ●   im Freien ●   enger Kontakt ●

KONTAKTDATEN DES VERANSTALTERS ODER/UND DER PERSON

Datum	Ort	von/bis	Grund des Treffens	

mit Mund/Nasenschutz ●   Einzelperson ●   Gruppe ●

geschlossener Raum ●   im Freien ●   enger Kontakt ●

KONTAKTDATEN DES VERANSTALTERS ODER/UND DER PERSON

Datum	Ort	von/bis	Grund des Treffens	

mit Mund/Nasenschutz ⬤   Einzelperson ⬤   Gruppe ⬤

geschlossener Raum ⬤   im Freien ⬤   enger Kontakt ⬤

KONTAKTDATEN DES VERANSTALTERS ODER/UND DER PERSON

Datum	Ort	von/bis	Grund des Treffens	

mit Mund/Nasenschutz ⬤   Einzelperson ⬤   Gruppe ⬤

geschlossener Raum ⬤   im Freien ⬤   enger Kontakt ⬤

KONTAKTDATEN DES VERANSTALTERS ODER/UND DER PERSON

Datum	Ort	von/bis	Grund des Treffens	

mit Mund/Nasenschutz ⬤   Einzelperson ⬤   Gruppe ⬤

geschlossener Raum ⬤   im Freien ⬤   enger Kontakt ⬤

KONTAKTDATEN DES VERANSTALTERS ODER/UND DER PERSON

Datum	Ort	von/bis	Grund des Treffens	

mit Mund/Nasenschutz ⬤   Einzelperson ⬤   Gruppe ⬤

geschlossener Raum ⬤   im Freien ⬤   enger Kontakt ⬤

KONTAKTDATEN DES VERANSTALTERS ODER/UND DER PERSON

Datum	Ort	von/bis	Grund des Treffens	

mit Mund/Nasenschutz ⬤   Einzelperson ⬤   Gruppe ⬤

geschlossener Raum ⬤   im Freien ⬤   enger Kontakt ⬤

KONTAKTDATEN DES VERANSTALTERS ODER/UND DER PERSON

Datum	Ort	von/bis	Grund des Treffens	

mit Mund/Nasenschutz ⬤   Einzelperson ⬤   Gruppe ⬤

geschlossener Raum ⬤   im Freien ⬤   enger Kontakt ⬤

KONTAKTDATEN DES VERANSTALTERS ODER/UND DER PERSON

Datum	Ort	von/bis	Grund des Treffens	

mit Mund/Nasenschutz ⬤   Einzelperson ⬤   Gruppe ⬤

geschlossener Raum ⬤   im Freien ⬤   enger Kontakt ⬤

KONTAKTDATEN DES VERANSTALTERS ODER/UND DER PERSON

Datum	Ort	von/bis	Grund des Treffens	

mit Mund/Nasenschutz ⬤   Einzelperson ⬤   Gruppe ⬤

geschlossener Raum ⬤   im Freien ⬤   enger Kontakt ⬤

KONTAKTDATEN DES VERANSTALTERS ODER/UND DER PERSON

Datum	Ort	von/bis	Grund des Treffens	

mit Mund/Nasenschutz ⬤   Einzelperson ⬤   Gruppe ⬤

geschlossener Raum ⬤   im Freien ⬤   enger Kontakt ⬤

KONTAKTDATEN DES VERANSTALTERS ODER/UND DER PERSON

Datum	Ort	von/bis	Grund des Treffens	

mit Mund/Nasenschutz ⬤   Einzelperson ⬤   Gruppe ⬤

geschlossener Raum ⬤   im Freien ⬤   enger Kontakt ⬤

KONTAKTDATEN DES VERANSTALTERS ODER/UND DER PERSON

Datum	Ort	von/bis	Grund des Treffens	

mit Mund/Nasenschutz ⬤   Einzelperson ⬤   Gruppe ⬤

geschlossener Raum ⬤   im Freien ⬤   enger Kontakt ⬤

KONTAKTDATEN DES VERANSTALTERS ODER/UND DER PERSON

Datum	Ort	von/bis	Grund des Treffens	

mit Mund/Nasenschutz ⬤   Einzelperson ⬤   Gruppe ⬤

geschlossener Raum ⬤   im Freien ⬤   enger Kontakt ⬤

KONTAKTDATEN DES VERANSTALTERS ODER/UND DER PERSON

Datum	Ort	von/bis	Grund des Treffens	

mit Mund/Nasenschutz ⬤   Einzelperson ⬤   Gruppe ⬤

geschlossener Raum ⬤   im Freien ⬤   enger Kontakt ⬤

KONTAKTDATEN DES VERANSTALTERS ODER/UND DER PERSON

Datum	Ort	von/bis	Grund des Treffens	

mit Mund/Nasenschutz ⬤   Einzelperson ⬤   Gruppe ⬤

geschlossener Raum ⬤   im Freien ⬤   enger Kontakt ⬤

KONTAKTDATEN DES VERANSTALTERS ODER/UND DER PERSON

Datum	Ort	von/bis	Grund des Treffens	

mit Mund/Nasenschutz ⬤   Einzelperson ⬤   Gruppe ⬤

geschlossener Raum ⬤   im Freien ⬤   enger Kontakt ⬤

KONTAKTDATEN DES VERANSTALTERS ODER/UND DER PERSON

Datum	Ort	von/bis	Grund des Treffens	

mit Mund/Nasenschutz ⬤   Einzelperson ⬤   Gruppe ⬤

geschlossener Raum ⬤   im Freien ⬤   enger Kontakt ⬤

KONTAKTDATEN DES VERANSTALTERS ODER/UND DER PERSON

Datum	Ort	von/bis	Grund des Treffens	

mit Mund/Nasenschutz ⚪   Einzelperson ⚪   Gruppe ⚪

geschlossener Raum ⚪   im Freien ⚪   enger Kontakt ⚪

KONTAKTDATEN DES VERANSTALTERS ODER/UND DER PERSON

Datum	Ort	von/bis	Grund des Treffens	

mit Mund/Nasenschutz ⚪   Einzelperson ⚪   Gruppe ⚪

geschlossener Raum ⚪   im Freien ⚪   enger Kontakt ⚪

KONTAKTDATEN DES VERANSTALTERS ODER/UND DER PERSON

Datum	Ort	von/bis	Grund des Treffens	

mit Mund/Nasenschutz ⚪   Einzelperson ⚪   Gruppe ⚪

geschlossener Raum ⚪   im Freien ⚪   enger Kontakt ⚪

KONTAKTDATEN DES VERANSTALTERS ODER/UND DER PERSON

Datum	Ort	von/bis	Grund des Treffens	

mit Mund/Nasenschutz ⚪   Einzelperson ⚪   Gruppe ⚪

geschlossener Raum ⚪   im Freien ⚪   enger Kontakt ⚪

KONTAKTDATEN DES VERANSTALTERS ODER/UND DER PERSON

Datum	Ort	von/bis	Grund des Treffens	

mit Mund/Nasenschutz ⚪   Einzelperson ⚪   Gruppe ⚪

geschlossener Raum ⚪   im Freien ⚪   enger Kontakt ⚪

KONTAKTDATEN DES VERANSTALTERS ODER/UND DER PERSON

Datum	Ort	von/bis	Grund des Treffens	

mit Mund/Nasenschutz ⚪   Einzelperson ⚪   Gruppe ⚪

geschlossener Raum ⚪   im Freien ⚪   enger Kontakt ⚪

KONTAKTDATEN DES VERANSTALTERS ODER/UND DER PERSON

Datum	Ort	von/bis	Grund des Treffens	

mit Mund/Nasenschutz ⚪   Einzelperson ⚪   Gruppe ⚪

geschlossener Raum ⚪   im Freien ⚪   enger Kontakt ⚪

KONTAKTDATEN DES VERANSTALTERS ODER/UND DER PERSON

Datum	Ort	von/bis	Grund des Treffens	

mit Mund/Nasenschutz ⚪   Einzelperson ⚪   Gruppe ⚪

geschlossener Raum ⚪   im Freien ⚪   enger Kontakt ⚪

KONTAKTDATEN DES VERANSTALTERS ODER/UND DER PERSON

Datum	Ort	von/bis	Grund des Treffens	

mit Mund/Nasenschutz ⬤　　Einzelperson ⬤　　Gruppe ⬤
geschlossener Raum ⬤　　im Freien ⬤　　enger Kontakt ⬤

KONTAKTDATEN DES VERANSTALTERS ODER/UND DER PERSON

Datum	Ort	von/bis	Grund des Treffens	

mit Mund/Nasenschutz ⬤　　Einzelperson ⬤　　Gruppe ⬤
geschlossener Raum ⬤　　im Freien ⬤　　enger Kontakt ⬤

KONTAKTDATEN DES VERANSTALTERS ODER/UND DER PERSON

Datum	Ort	von/bis	Grund des Treffens	

mit Mund/Nasenschutz ⬤　　Einzelperson ⬤　　Gruppe ⬤
geschlossener Raum ⬤　　im Freien ⬤　　enger Kontakt ⬤

KONTAKTDATEN DES VERANSTALTERS ODER/UND DER PERSON

Datum	Ort	von/bis	Grund des Treffens	

mit Mund/Nasenschutz ⬤　　Einzelperson ⬤　　Gruppe ⬤
geschlossener Raum ⬤　　im Freien ⬤　　enger Kontakt ⬤

KONTAKTDATEN DES VERANSTALTERS ODER/UND DER PERSON

Datum	Ort	von/bis	Grund des Treffens	

mit Mund/Nasenschutz ⬤   Einzelperson ⬤   Gruppe ⬤

geschlossener Raum ⬤   im Freien ⬤   enger Kontakt ⬤

KONTAKTDATEN DES VERANSTALTERS ODER/UND DER PERSON

Datum	Ort	von/bis	Grund des Treffens	

mit Mund/Nasenschutz ⬤   Einzelperson ⬤   Gruppe ⬤

geschlossener Raum ⬤   im Freien ⬤   enger Kontakt ⬤

KONTAKTDATEN DES VERANSTALTERS ODER/UND DER PERSON

Datum	Ort	von/bis	Grund des Treffens	

mit Mund/Nasenschutz ⬤   Einzelperson ⬤   Gruppe ⬤

geschlossener Raum ⬤   im Freien ⬤   enger Kontakt ⬤

KONTAKTDATEN DES VERANSTALTERS ODER/UND DER PERSON

Datum	Ort	von/bis	Grund des Treffens	

mit Mund/Nasenschutz ⬤   Einzelperson ⬤   Gruppe ⬤

geschlossener Raum ⬤   im Freien ⬤   enger Kontakt ⬤

KONTAKTDATEN DES VERANSTALTERS ODER/UND DER PERSON

Datum	Ort	von/bis	Grund des Treffens	

mit Mund/Nasenschutz ⬤   Einzelperson ⬤   Gruppe ⬤

geschlossener Raum ⬤   im Freien ⬤   enger Kontakt ⬤

KONTAKTDATEN DES VERANSTALTERS ODER/UND DER PERSON

Datum	Ort	von/bis	Grund des Treffens	

mit Mund/Nasenschutz ⬤   Einzelperson ⬤   Gruppe ⬤

geschlossener Raum ⬤   im Freien ⬤   enger Kontakt ⬤

KONTAKTDATEN DES VERANSTALTERS ODER/UND DER PERSON

Datum	Ort	von/bis	Grund des Treffens	

mit Mund/Nasenschutz ⬤   Einzelperson ⬤   Gruppe ⬤

geschlossener Raum ⬤   im Freien ⬤   enger Kontakt ⬤

KONTAKTDATEN DES VERANSTALTERS ODER/UND DER PERSON

Datum	Ort	von/bis	Grund des Treffens	

mit Mund/Nasenschutz ⬤   Einzelperson ⬤   Gruppe ⬤

geschlossener Raum ⬤   im Freien ⬤   enger Kontakt ⬤

KONTAKTDATEN DES VERANSTALTERS ODER/UND DER PERSON

Datum	Ort	von/bis	Grund des Treffens	

mit Mund/Nasenschutz ⬤   Einzelperson ⬤   Gruppe ⬤

geschlossener Raum ⬤   im Freien ⬤   enger Kontakt ⬤

KONTAKTDATEN DES VERANSTALTERS ODER/UND DER PERSON

Datum	Ort	von/bis	Grund des Treffens	

mit Mund/Nasenschutz ⬤   Einzelperson ⬤   Gruppe ⬤

geschlossener Raum ⬤   im Freien ⬤   enger Kontakt ⬤

KONTAKTDATEN DES VERANSTALTERS ODER/UND DER PERSON

Datum	Ort	von/bis	Grund des Treffens	

mit Mund/Nasenschutz ⬤   Einzelperson ⬤   Gruppe ⬤

geschlossener Raum ⬤   im Freien ⬤   enger Kontakt ⬤

KONTAKTDATEN DES VERANSTALTERS ODER/UND DER PERSON

Datum	Ort	von/bis	Grund des Treffens	

mit Mund/Nasenschutz ⬤   Einzelperson ⬤   Gruppe ⬤

geschlossener Raum ⬤   im Freien ⬤   enger Kontakt ⬤

KONTAKTDATEN DES VERANSTALTERS ODER/UND DER PERSON

Datum	Ort	von/bis	Grund des Treffens	

mit Mund/Nasenschutz ⬤   Einzelperson ⬤   Gruppe ⬤

geschlossener Raum ⬤   im Freien ⬤   enger Kontakt ⬤

KONTAKTDATEN DES VERANSTALTERS ODER/UND DER PERSON

Datum	Ort	von/bis	Grund des Treffens	

mit Mund/Nasenschutz ⬤   Einzelperson ⬤   Gruppe ⬤

geschlossener Raum ⬤   im Freien ⬤   enger Kontakt ⬤

KONTAKTDATEN DES VERANSTALTERS ODER/UND DER PERSON

Datum	Ort	von/bis	Grund des Treffens	

mit Mund/Nasenschutz ⬤   Einzelperson ⬤   Gruppe ⬤

geschlossener Raum ⬤   im Freien ⬤   enger Kontakt ⬤

KONTAKTDATEN DES VERANSTALTERS ODER/UND DER PERSON

Datum	Ort	von/bis	Grund des Treffens	

mit Mund/Nasenschutz ⬤   Einzelperson ⬤   Gruppe ⬤

geschlossener Raum ⬤   im Freien ⬤   enger Kontakt ⬤

KONTAKTDATEN DES VERANSTALTERS ODER/UND DER PERSON

Datum	Ort	von/bis	Grund des Treffens	

mit Mund/Nasenschutz ⬤   Einzelperson ⬤   Gruppe ⬤

geschlossener Raum ⬤   im Freien ⬤   enger Kontakt ⬤

KONTAKTDATEN DES VERANSTALTERS ODER/UND DER PERSON

Datum	Ort	von/bis	Grund des Treffens	

mit Mund/Nasenschutz ⬤   Einzelperson ⬤   Gruppe ⬤

geschlossener Raum ⬤   im Freien ⬤   enger Kontakt ⬤

KONTAKTDATEN DES VERANSTALTERS ODER/UND DER PERSON

Datum	Ort	von/bis	Grund des Treffens	

mit Mund/Nasenschutz ⬤   Einzelperson ⬤   Gruppe ⬤

geschlossener Raum ⬤   im Freien ⬤   enger Kontakt ⬤

KONTAKTDATEN DES VERANSTALTERS ODER/UND DER PERSON

Datum	Ort	von/bis	Grund des Treffens	

mit Mund/Nasenschutz ⬤   Einzelperson ⬤   Gruppe ⬤

geschlossener Raum ⬤   im Freien ⬤   enger Kontakt ⬤

KONTAKTDATEN DES VERANSTALTERS ODER/UND DER PERSON

Datum	Ort	von/bis	Grund des Treffens	

mit Mund/Nasenschutz ⬤   Einzelperson ⬤   Gruppe ⬤

geschlossener Raum ⬤   im Freien ⬤   enger Kontakt ⬤

KONTAKTDATEN DES VERANSTALTERS ODER/UND DER PERSON

Datum	Ort	von/bis	Grund des Treffens	

mit Mund/Nasenschutz ⬤   Einzelperson ⬤   Gruppe ⬤

geschlossener Raum ⬤   im Freien ⬤   enger Kontakt ⬤

KONTAKTDATEN DES VERANSTALTERS ODER/UND DER PERSON

Datum	Ort	von/bis	Grund des Treffens	

mit Mund/Nasenschutz ⬤   Einzelperson ⬤   Gruppe ⬤

geschlossener Raum ⬤   im Freien ⬤   enger Kontakt ⬤

KONTAKTDATEN DES VERANSTALTERS ODER/UND DER PERSON

Datum	Ort	von/bis	Grund des Treffens	

mit Mund/Nasenschutz ⬤   Einzelperson ⬤   Gruppe ⬤

geschlossener Raum ⬤   im Freien ⬤   enger Kontakt ⬤

KONTAKTDATEN DES VERANSTALTERS ODER/UND DER PERSON

Datum	Ort	von/bis	Grund des Treffens	

mit Mund/Nasenschutz ⬤   **Einzelperson** ⬤   **Gruppe** ⬤

geschlossener Raum ⬤   **im Freien** ⬤   **enger Kontakt** ⬤

KONTAKTDATEN DES VERANSTALTERS ODER/UND DER PERSON

Datum	Ort	von/bis	Grund des Treffens	

mit Mund/Nasenschutz ⬤   **Einzelperson** ⬤   **Gruppe** ⬤

geschlossener Raum ⬤   **im Freien** ⬤   **enger Kontakt** ⬤

KONTAKTDATEN DES VERANSTALTERS ODER/UND DER PERSON

Datum	Ort	von/bis	Grund des Treffens	

mit Mund/Nasenschutz ⬤   **Einzelperson** ⬤   **Gruppe** ⬤

geschlossener Raum ⬤   **im Freien** ⬤   **enger Kontakt** ⬤

KONTAKTDATEN DES VERANSTALTERS ODER/UND DER PERSON

Datum	Ort	von/bis	Grund des Treffens	

mit Mund/Nasenschutz ⬤   **Einzelperson** ⬤   **Gruppe** ⬤

geschlossener Raum ⬤   **im Freien** ⬤   **enger Kontakt** ⬤

KONTAKTDATEN DES VERANSTALTERS ODER/UND DER PERSON